身边的科学 真好玩

拯救生命的抗生素

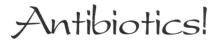

You Wouldn't Want to Live Without

Antibiotics!

[英]安妮·鲁尼　文
[英]大卫·安契姆　图
高伟 李芝颖　译

ARGTIME
时代出版

时代出版传媒股份有限公司
安徽科学技术出版社

[皖] 版贸登记号：121414021

图书在版编目（ＣＩＰ）数据

拯救生命的抗生素/（英）鲁尼文；（英）安契姆图；高伟，李芝颖译.—合肥：安徽科学技术出版社，2015.9
（2016.1重印）
（身边的科学真好玩）
ISBN 978-7-5337-6785-3

Ⅰ.①拯… Ⅱ.①鲁…②安…③高…④李…
Ⅲ.①抗菌素-儿童读物 Ⅳ.①R978.1-49

中国版本图书馆 CIP 数据核字（2015）第 213792 号

You Wouldn't Want to Live Without Antibiotics! @ The
Salariya Book Company Limited 2015
The simplified Chinese translation rights arranged through
Rightol Media（本书中文简体版权经由锐拓传媒取得
Email：copyright@rightol.com）

拯救生命的抗生素 ［英］安妮·鲁尼 文 ［英］大卫·安契姆 图 高伟 李芝颖 译

出 版 人：黄和平 选题策划：张 雯 责任编辑：徐 晴
责任校对：陈会兰 责任印制：梁东兵 封面设计：武 迪
出版发行：时代出版传媒股份有限公司 http://www.press-mart.com
安徽科学技术出版社 http://www.ahstp.net
（合肥市政务文化新区翡翠路 1118 号出版传媒广场，邮编：230071）
电话：（0551）63533323
印 制：合肥华云印务有限责任公司 电话：（0551）63418899
（如发现印装质量问题，影响阅读，请与印刷厂商联系调换）

开本：787×1092 1/16 印张：2.5 字数：40 千
版次：2016 年 1 月第 2 次印刷

ISBN 978-7-5337-6785-3 定价：15.00 元

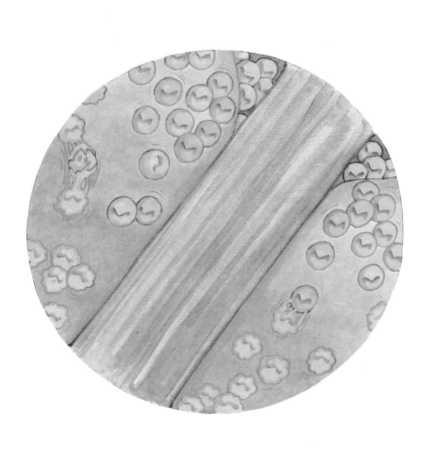

抗生素大事年表

约公元前3300年

北欧的史前战士用苔藓包扎伤口，以止血及预防感染。

约公元500年

在中美洲，玛雅人把蛆虫放在伤口上，让其吃掉腐肉。

1847年

伊格纳兹·塞麦尔维斯坚决主张医生在解剖尸体后，必须洗手才能接触病人。

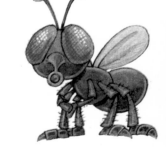

约公元前3000年

古埃及人在裸露的伤口上涂蜂蜜和肥肉，以防范细菌。

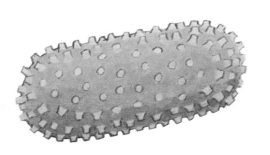

1536年

安布鲁瓦兹·帕雷使用蛋黄、松脂和玫瑰精油混合物治疗受伤的士兵。

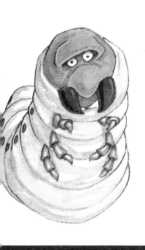

1865年

约瑟夫·李斯特在手术室喷洒石炭酸灭菌。

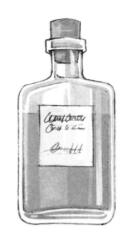

1950年

抗生素开始广泛使用，拯救了无数生命。

1862年

路易·巴斯德发现细菌使肉汤变质。

21世纪

各家医院都在努力同抗药性细菌做斗争。讲卫生仍然是抵抗感染的最好方式。

1928年

亚历山大·弗莱明发现青霉菌能杀死细菌。

了解敌人

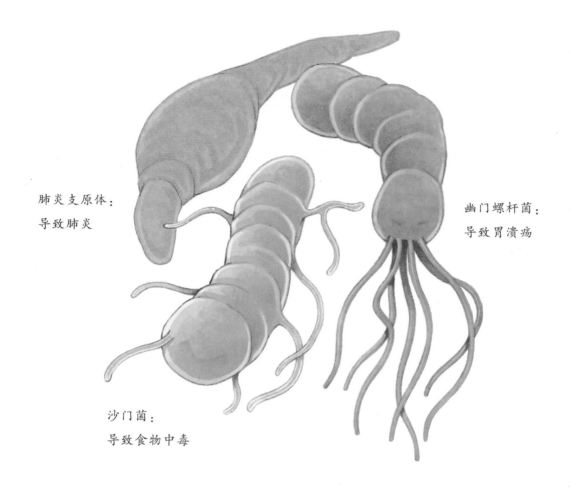

肺炎支原体：
导致肺炎

幽门螺杆菌：
导致胃溃疡

沙门菌：
导致食物中毒

　　细菌有很多不同形状，但大小方面区别不大。几乎所有的细菌都极其微小，仅可以在显微镜下看见。有很多细菌并不致病，而致病菌则是可导致某种特定疾病的细菌。要杀灭某种细菌,使用对症的抗生素极其重要。治疗肺炎(一种严重的肺部疾病)的抗生素不一定能杀灭导致胃溃疡(胃黏膜水肿溃烂)的细菌。

作者简介

文字作者：

安妮·鲁尼，曾在英国剑桥大学学习英语，获得哲学博士学位。她在几所英国大学任过教职，目前是剑桥大学纽纳姆学院的皇家艺术基金会成员。安妮已经出版50多本儿童及成人书籍，其中几本的内容为科学及医学史。她也创作儿童小说。

插图画家：

大卫·安契姆，1958年出生于英格兰南部城市布莱顿。他曾就读于伊斯特本艺术学院，在广告界从业了15年，后成为全职艺术工作者。他为大量非小说类童书绘制过插图。

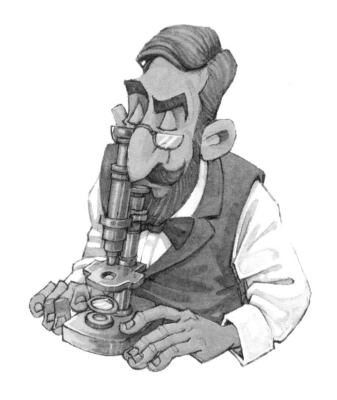

目　录

导　读

在约100年以前，人们肯定不想有令人不快的伤口或疾病。当然，现在也不想有，但现在至少还有药（称为抗生素）能助你康复。如果你得了阑尾炎，或是腿折了，甚至身体有了很深的伤口，你不太可能因此而死去。然而，如果你受伤后有大量细菌从空气和周围的环境涌入伤口，那就难说了。有很多细菌喜爱在伤口里驻扎，人们得的许多疾病也都是由细菌所致，那些细菌是我们平时呼吸或吃进身体里的。细菌虽然极其微小，它们却会不停地繁殖，最终在你身体中占据优势，让你变得虚弱不堪，甚至夺去你的生命。

抗生素可以杀灭细菌。因此，在你往下读的过程中，仔细想一想：你愿意过没有抗生素的生活吗？

17世纪，治疗瘟疫病人的医生会戴着面罩，以避免闻到"坏空气"。但现在我们都知道，瘟疫是本书18页显示的细菌所致。

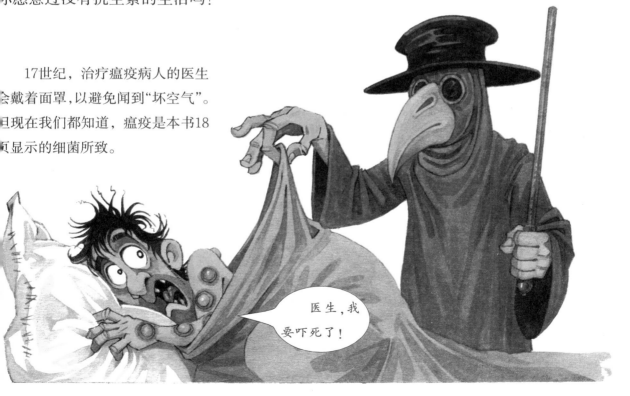

医生，我要吓死了！

1

身体如战场

通常来说,皮肤能阻挡讨厌的病毒以及细菌进入体内。如果皮肤有破损,细菌就会趁虚而入。一旦细菌进入人体这个温暖、潮湿又舒适的环境,它们就会迅速扎根,发挥自身优势,迅速繁殖。

人体免疫系统会尽其所能地消灭细菌,但单打独斗也有无法成功的时候。这时候,抗生素就派上用场了,它能在人体与细菌的斗争中发挥巨大的作用。

即使皮肤没有受伤破口,你也不能掉以轻心,因为细菌是无处不在的。空气、土壤、你接触的任何物品,甚至食物里,都有它们的踪迹。而你吞咽或者呼吸进体内的细菌就有可能导致疾病。如果你的免疫系统不够强大,抗生素就能解决你的燃眉之急。抗生素就像增援部队,为人体提供对抗细菌的额外力量。

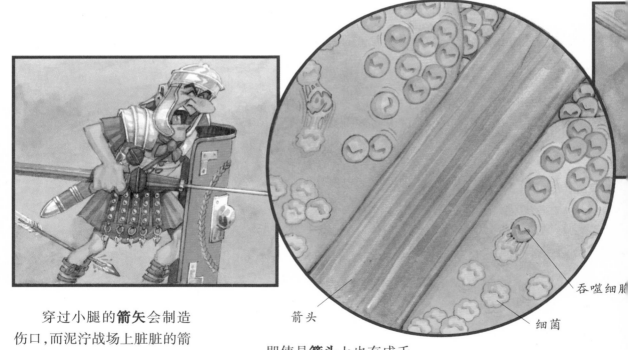

穿过小腿的**箭矢**会制造伤口,而泥泞战场上脏脏的箭矢会将成千上万的细菌直接带入伤口。这可就麻烦了!

箭头

即使是**箭头**上也有成千上万的细菌,随时准备在人体里安营扎寨、繁衍生息。

吞噬细胞

细菌

白细胞,具有吞噬作用,此时便勇猛冲锋迎战这些入侵者。

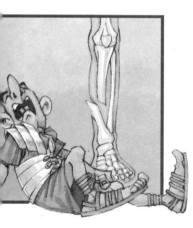

腿折了！ 如果折断的骨头刺穿了皮肤，就称为开放性骨折。在过去，这就像死亡通知单。由于感染，很少人能够活下来。

重要提示！

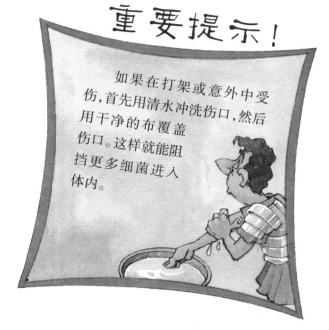

如果在打架或意外中受伤，首先用清水冲洗伤口，然后用干净的布覆盖伤口。这样就能阻挡更多细菌进入体内。

伤口化脓（如下图）的时候看起来很糟糕，人体会感到伤口又热又酸痛。这时，吞噬细胞也没有足够快的速度来吃掉细菌了。

咬紧牙关，兄弟！

抵御腿部细菌只有一个办法——**锯腿**。准备好了吗？这可是很疼的。

微生物

微生物已经存活超过30亿年了，存在于空气、土壤，甚至人体内。不是所有的微生物都与人类打交道，但有很多种类生活在人体内，对于人类来说是不可或缺的。可是，有的微生物却会致病。

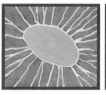

细菌　　　　　真菌

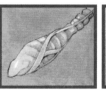

原生生物　　　病毒

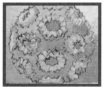

细菌VS.病毒

致病微生物多为细菌或者病毒。细菌体形更大且更为活跃，而病毒是一种由蛋白质包裹的物质。

病毒

细菌————

你选蛆还是苔藓？

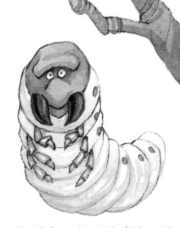

在战场上受伤倒地太久，苍蝇就会在伤口里产卵，孵化出蛆以后，蛆就会开始吃你。这听起来不太妙，却能救你的命！

过去普遍的做法是将蛆放在溃烂的伤口里。战地医生和士兵间流行着用少量蛆来防止伤口腐烂感染的办法。澳大利亚的土著人、中美洲的玛雅人，甚至于二战监狱里的囚犯们都这么做。

周围没有蛆，那试试苔藓吧。苔藓弹性好，吸水性强，是吸收血液的良物。近来人们还发现，苔藓中还含有防止感染的天然抗生素。

蛆首先吃的是被感染的腐肉，但它们可不知道什么时候该停下来。如果在伤口的停留时间过长，它们就会开始吃健康的肌体，事情可就更糟了。

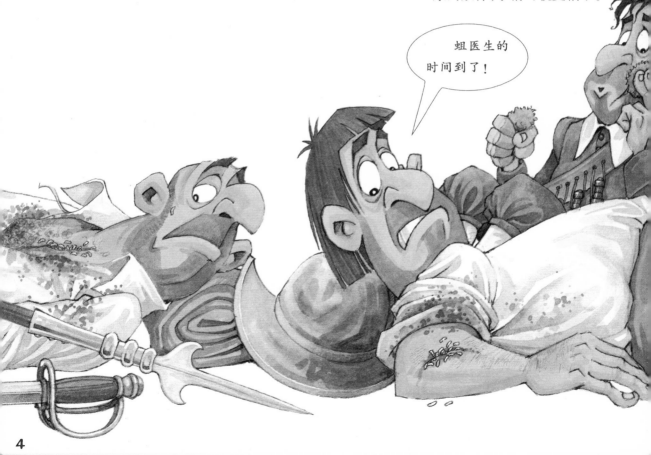

> 蛆医生的时间到了！

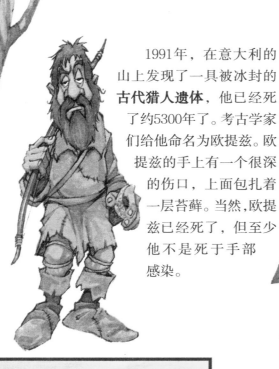

1991年，在意大利的山上发现了一具被冰封的**古代猎人遗体**，他已经死了约5300年了。考古学家们给他命名为欧提兹。欧提兹的手上有一个很深的伤口，上面包扎着一层苔藓。当然，欧提兹已经死了，但至少他不是死于手部感染。

重要提示！

如果在战场上受伤，且没有急救装备，那么可以在确保干净的情况下，将苔藓放置在伤口上。先把苔藓里的土挑出来，因为土里有很多细菌。如果能找到蛆，那就更好了。

有人知道**吸血水蛭**吗？这种蠕虫的唾液里有一种防止血液凝固的化学物质，以帮助它们持续吸血。几个世纪以来，医生们都用水蛭来防止淤血，消除血肿。

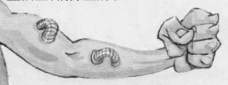

将伤口缝合，以阻止细菌感染。没有针线怎么办？那就试试东亚兵蚁。

将伤口边缘合拢，引诱兵蚁咬穿伤口的两边。

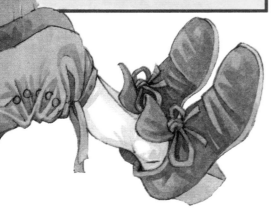

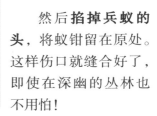

然后**掐掉兵蚁的头**，将蚁钳留在原处。这样伤口就缝合好了，即使在深幽的**丛林**也不用怕！

霉菌？不用担心，这可是宝物！

见过发霉的食物吗？估计你早就扔了。霉菌是一种微生物，是真菌的一种。许多种霉菌都能产生抗生素。我们所使用的许多抗生素药品都来源于各类真菌。这也就是说，偶尔吃点"坏"东西，反而对人体有益。（可千万不要到处找发霉的食物来吃！）

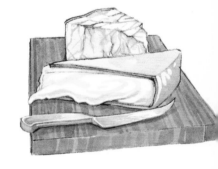

有的食物里会特意加入霉菌。像布里奶酪就是这样，外皮毛乎乎的，上面就有霉菌。蓝纹芝士的内部细胞里也有霉菌，但这些霉菌都是安全可食用的。

过去，穷人常常不得不吃发霉的食物。也许就是这些发霉的食物，让他们远离了许多富人才会患上的感染。

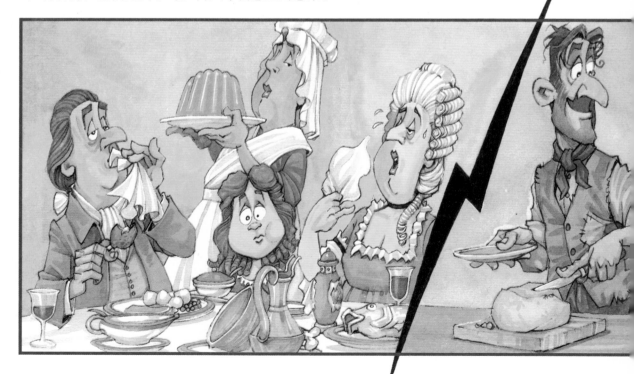

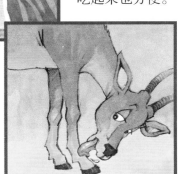

有一种**偏方**是在伤口处盖上面包片和牛奶。把牛奶倒在面包上，和成糊状，拍到伤口上就可以了。要是有点饿，吃起来也方便。

唾液里也含有对抗细菌的化学物质。这也就是动物总是舔舐自己伤口的原因了。或许我们能因此明白为什么亲吻能"让一切更美好"了。

尝试一下！

试试自己培养霉菌。将一块面包装进塑料袋，然后放在温暖的地方等待一段时间。不久，霉菌就会爬上面包。记住，千万别吃！连袋子一起，把面包扔了。

冷疗？热疗？

有一种治疗伤口的**古法**，即用烧红的热铁或者沸油烧伤口。许多病人死于惊吓或感染。

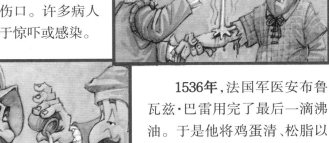

1536年，法国军医安布鲁瓦兹·巴雷用完了最后一滴沸油。于是他将鸡蛋清、松脂以及玫瑰精油混合在一起，作为替代品。

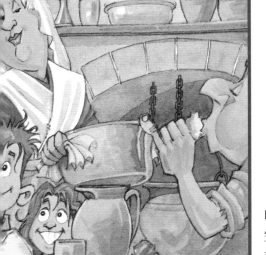

效果显著！巴雷的混合油将伤口与空气隔离，阻止了细菌滋生，还大大减轻了疼痛，他那些病人因此而康复。

要不要在伤口上来点糖?

蜂蜜和糖不仅味道香甜,用来疗伤也是很好的。虽然不明白原理,但人类利用蜂蜜和糖来治疗伤口已经有几千年的历史。在敞开的伤口处敷上一层蜂蜜,将伤口密封起来,阻隔了空气。而细菌在无氧环境里不能生长,因此伤口便不会感染了。

但蜂蜜的益处不仅如此。某些蜂蜜能改变伤口的酸度,使其不利于细菌生长。蜂蜜里的糖分会将名为淋巴液的体液聚集在

五千年前,古埃及医生对治疗伤口就很有心得。他们首先用清水清洗伤口,然后给伤口敷上由蜂蜜、动物脂肪和植物纤维制成的混合物,最后用干净的绷带包扎好伤口。这种方法沿用至今。

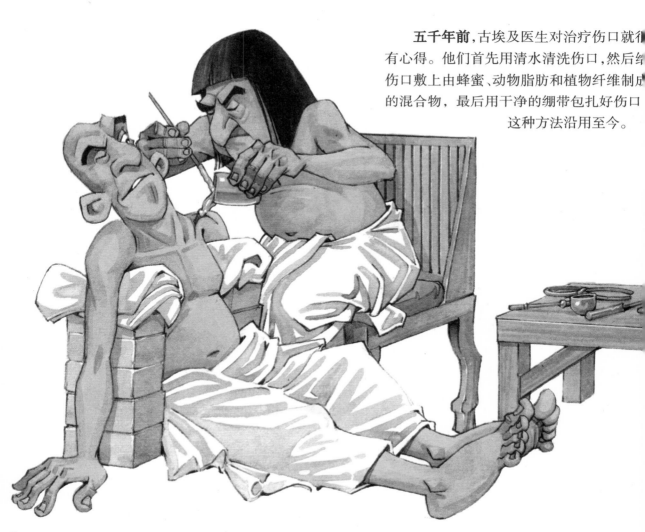

伤口区域,有利于移除已死亡的组织。

蜂蜜里同样含有杀灭伤口细菌的天然抗生素。医生们正在再次研究蜂蜜,试图找出蜂蜜有助伤口愈合的原理。

工作原理是什么?

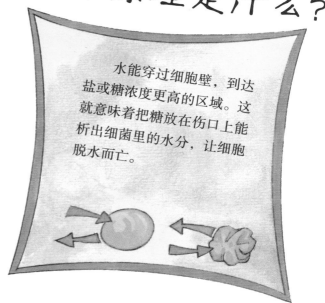

水能穿过细胞壁,到达盐或糖浓度更高的区域。这就意味着把糖放在伤口上能析出细菌里的水分,让细胞脱水而亡。

蜂蜜是蜜蜂从它们收集的花粉里酿出的糖浆。在酿蜜的时候,蜜蜂会加入一种名为防御素–1的抗生素。

这不是给你的。
这是给细菌的。

用糖包扎伤口能有效预防感染,即使是因手术造成的体内伤口,同样适用。

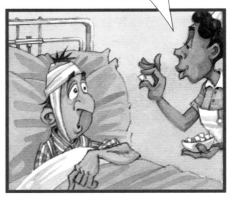

请洗手

在 能有效止痛的麻醉剂大量生产之前，外科手术是很疼的——相当疼。外科医师们只能做一些小规模的简单手术，例如锯腿或者取子弹。在体内器官上动手术是完全不可能的——这太疼了，病人疼得扭来扭去，会影响手术。

麻醉剂在19世纪40年代得到发展，外科医师们也能大显身手了。但打开人体就会有细菌进去，许多病人因感染丧生。在那时候，医生们对细菌了解很少，也不知道细菌会引起感染。难怪他们不知道不能用脏手做手术。

这一切在1865年发生了改变。英国外科医师约瑟夫·李斯特发现，如果在石炭酸喷雾中进行手术，就能降低病人的死亡率。李斯特医生发现了消毒法：将创伤区改造得不适合细菌生存，这样细菌就没有立足之地了。

在给一个开放性骨折的孩子进行手术时，**李斯特**第一次使用石炭酸喷雾作为抗感染剂。如果没有李斯特的帮助，这个孩子肯定保不住性命。要知道，开放性骨折是最容易感染的。

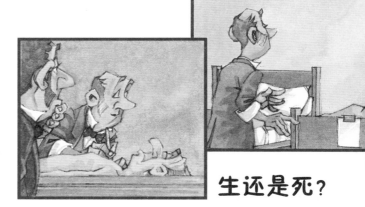

生还是死？

1847年，伊格纳兹·塞麦尔韦斯在奥地利维也纳的一所医院工作。在那里，产科女病人的死亡率远高于其他科室的病人。伊格纳兹对此进行了调查，发现医生在解剖尸体之后，直接就去接生婴儿了。

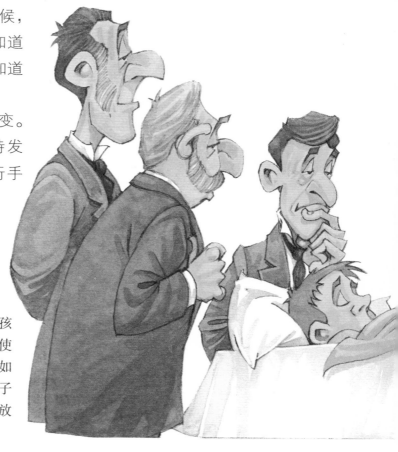

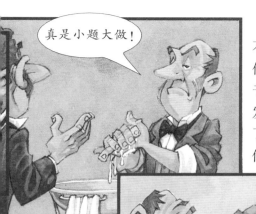

真是小题大做！

医生们并不喜欢有人叫他们洗手，但由于这个偶然的发现，细菌减少了，死亡率也降低了。

尝试一下！

防止感染，由你做起！记住，不仅饭前便后要洗手，打喷嚏或者咳嗽后，不管哪里弄脏了，都要洗手。简单地用肥皂洗手是预防生病的好办法！

塞麦尔韦斯怀疑是医生将尸体上的某些传染病菌携带到了产房。为了验证他的看法，塞麦尔韦斯要求医生们在解剖尸体后，洗手并换衣服。

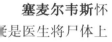

请继续喷雾。我喜欢雾气。

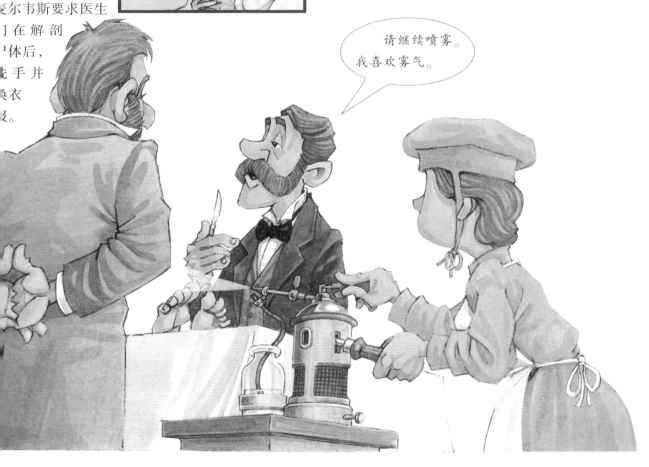

你能发现敌人吗？

在 19世纪60年代，法国科学家路易斯·巴斯特发现微生物是使蚕得病死亡的原因。不久，他就发现微生物还会使牛奶和酒变质，并且能使人类患上各种疾病。巴斯特研究的其中一些微生物就是细菌。

巴斯特证明，微生物是由空气传播的。在此之前，人们认为微生物都是无中生有的，因而人们难以抵抗它们。

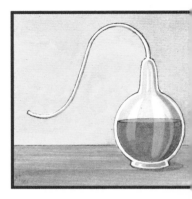

巴斯特用一个带长弯颈的玻璃瓶来煮肉汤，这样携带微生物的灰尘就不能进入肉汤了，煮出来的肉汤也就不会变质

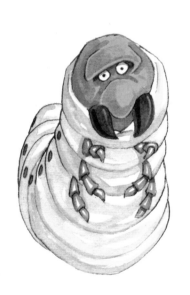

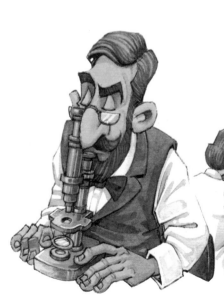

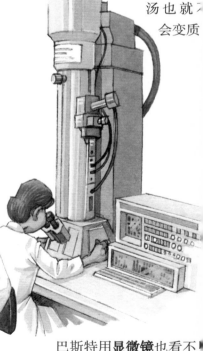

许多世纪以来，人们都认为，生物是从物质里冒出来的。他们认为蛆是从腐肉里长出来的，而跳蚤是从灰尘里长出来的。

通过显微镜，**巴斯特**发现了导致某些疾病的微生物，但还有一些太小了，显微镜也看不到。

巴斯特用**显微镜**也看不到的微生物就是病毒。现在，我可以用电子显微镜进行观察，但在巴斯特的年代，电子显微镜还没有发明。

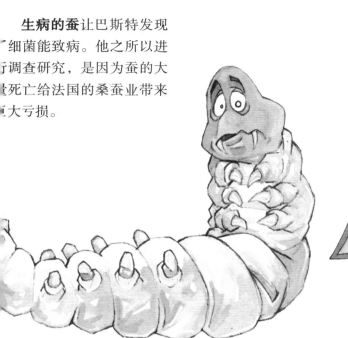

生病的蚕让巴斯特发现了细菌能致病。他之所以进行调查研究，是因为蚕的大量死亡给法国的桑蚕业带来重大亏损。

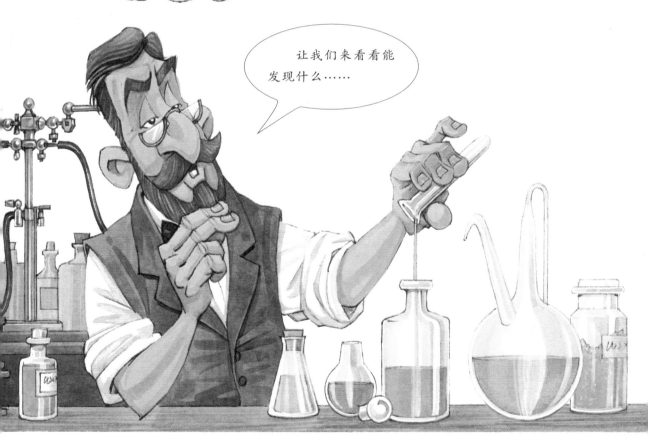

让我们来看看能发现什么……

还没成功?

你 会喜欢脏兮兮的绷带做成的"汤"吗?不喜欢?19世纪90年代,两名德国医生鲁道夫·艾默里克和奥斯卡·勒夫就做了这样一份汤。他们在用过的绷带上找到了一种开放性伤口上常有的细菌,发现这种"细菌汤"能够杀死引发诸如白喉、霍乱、伤寒、炭疽一类致死疾病的病菌。由此,他们制出了第一代抗生素绿脓菌酶。当然,他们此前还做过许多尝试。

艾默里克和勒夫将第一代抗生素应用于临床,但它并不是对每位病人都有相同的疗效,甚至可以说它具有毒性。因此,某些人好转,但也有人病情恶化,甚至死亡。很快,绿脓菌酶就被叫停。

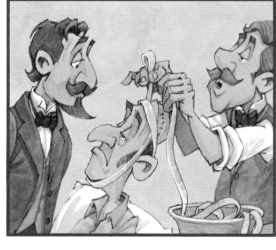

一些细菌能够产生杀灭其他细菌的化学物质,维克托·巴布斯在**1885年**的这一重大发现解释了抗生素的工作原理。

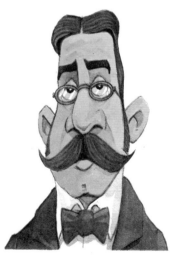

阿纳尔多·肯特尼注意到,肺结核病人死后不久,致病的肺结核病菌就从病人的肺部消失了。他猜想,可能是导致尸体腐烂的细菌杀死了肺结核病菌。所以,他做了一个这种腐尸细菌的培养皿,并让患有肺结核的病人吸闻,果真病情有所好转。

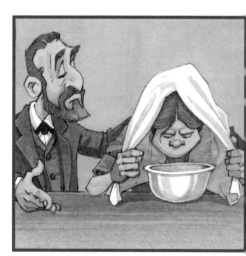

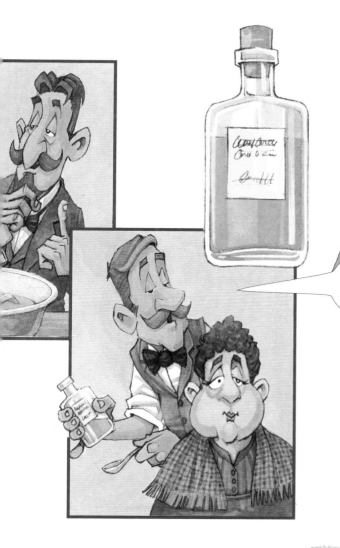

不要重复使用绷带，因为细菌能通过绷带在伤口间交叉感染。当然，也绝对不要用它们做汤喝！

现在喝一勺，早起再喝一勺。

魔力子弹。保罗·埃尔利希着手寻找一种"魔力子弹"，一种既能杀死致病菌又不伤害人体的化学药物。最终他找到了一种叫作胂凡纳明的砷化物。从1912年起，胂凡纳明以"洒尔佛散"为名开始出售。

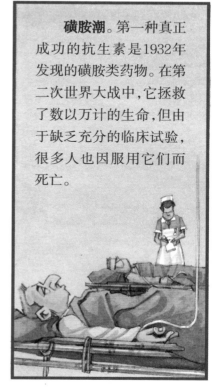

磺胺潮。第一种真正成功的抗生素是1932年发现的磺胺类药物。在第二次世界大战中，它拯救了数以万计的生命，但由于缺乏充分的临床试验，很多人也因服用它们而死亡。

弗莱明与发霉的培养皿

科学家们通过培养皿里果冻般的培养基繁殖细菌。你也许觉得那东西看上去没有食欲,但细菌却非常喜欢。

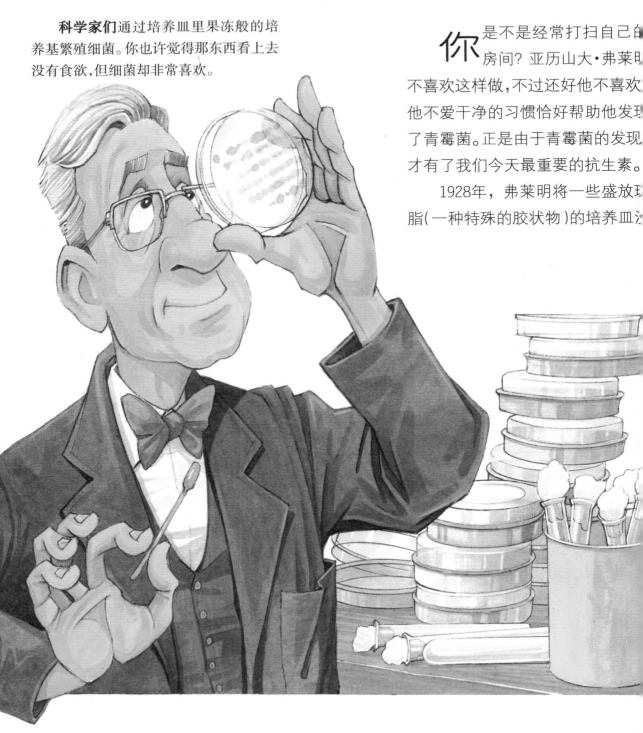

你是不是经常打扫自己的房间? 亚历山大·弗莱明不喜欢这样做,不过还好他不喜欢,他不爱干净的习惯恰好帮助他发现了青霉菌。正是由于青霉菌的发现才有了我们今天最重要的抗生素。

1928年,弗莱明将一些盛放琼脂(一种特殊的胶状物)的培养皿

青霉菌能产生一种化学物质，它们漂浮在琼脂培养基的表面。这种化学物质对细菌来说是有毒的（这类化学物质被称作抗生素），于是细菌被杀死了，因而在培养基上留下一块空白。

清洗就摆在了一起，然后就去度假了。那些琼脂是用来培养细菌的，但当他度假回来，却发现培养皿中有些地方没有细菌，那些细菌被什么东西消灭了。那种东西就是出现在培养皿中不断繁殖的青霉菌。

然而，弗莱明并没有通过这个发现提炼出青霉素。这项工作留给了其他人。

霍华德·弗洛里(如左图)是第一位成功提炼青霉素的科学家，也是首位将青霉素用在病人身上的科学家。弗洛里先生的研究进了一步，但他不久之后便去世了，还没来得及好好研究青霉素药物的制造问题。

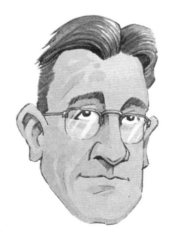

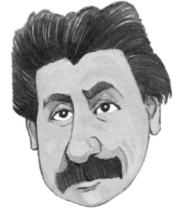

那些漂亮的培养基。弗莱明常和朋友利用细菌进行艺术创作，给生活增添乐趣。他们将细菌涂上颜色，按照一定的图案注入琼脂培养基中，当细菌慢慢繁殖起来时，画作就形成了。

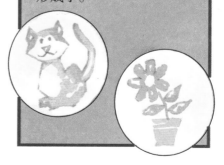

恩斯特·钱恩与霍华德·弗洛里先生一道研究利用青霉素制造有效药物。他们共同研究了青霉素的工作原理，并一同寻找其他可用的抗生素。他们一致认为，青霉素是抗生素中的王者。

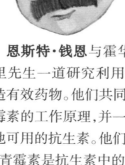

到底发生了什么？

细菌是一种活性的有机体，一种单细胞生物。它们摄入营养，不断生长，就像猫和狗，或者其他生物体一样。

但和猫、狗不同的是，细菌以分裂的形式繁殖。当你感染上细菌后，它们便在你体内不断繁殖，平均每20~30分钟就会分裂一次！发高热，化脓，浑身不适，这些都是人体在抵抗细菌时的表现。

抗生素能干扰细菌的工作。一些抗生素阻碍细菌的生命进程，一些则抑制细菌繁殖。

这个细菌被放大了很多倍。实际上，细菌常小，至少要10000个细菌首尾相连才有大拇的指甲壳那么长。它的尾巴，我们称作鞭毛，使能向前游动。

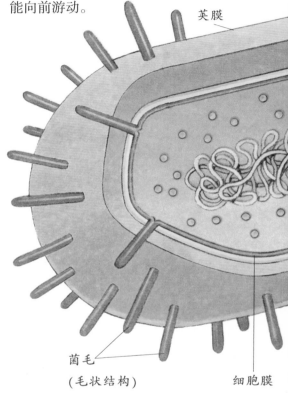

荚膜

菌毛
(毛状结构)

细胞膜
(内壁)

细菌宝宝！

当**细菌**准备繁殖时，细胞中记录基因遗传信息的那部分（DNA）就开始自我复制。复制完成后，两个DNA分开来，细胞逐渐变大，一条分界线横穿中央。当一切就绪，两个细胞就最终分裂开来。

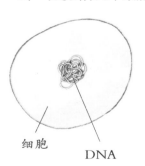

细胞

DNA

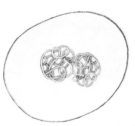

DNA 自我复制……

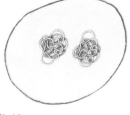

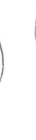

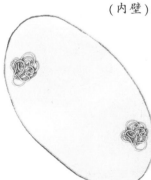

细胞质(胶状物质)

鞭毛
(尾巴)

NA(遗传物质)

细胞分裂　　两个细胞

尝试一下！

如果你的学校或者家里有显微镜的话，你就可以看看那些单细胞生物。从池塘里取一点水，滴一滴在显微镜下看看吧。

生活中的致病菌**多种多样**，只有用对抗生素才能有效地将其杀灭。

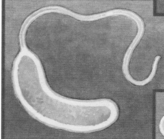

导致**黑死病**的鼠疫耶尔森杆菌可用链霉素治疗。

导致**霍乱**的霍乱弧菌可用多西环素治疗。

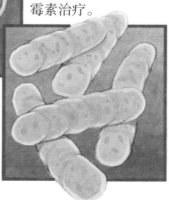

导致**肺结核**的结核分枝杆菌可用异烟肼治疗。

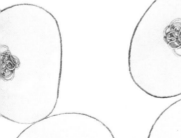

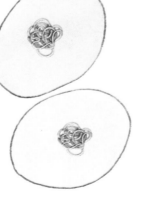

19

无处不在的抗生素

继青霉素问世之后，科学家就开始寻找更多的抗生素。他们发现抗生素似乎无处不在。跟青霉素一样，很多抗生素都来自霉菌，而大多数霉菌都生长在泥土中。虽然清洁伤口是个好习惯，但一并洗掉的可能还有分泌抗生素的霉菌。所以，我们洗掉脏东西，接着又涂上一些源于其中的东西！

科学家一旦发现了能产生抗生素的微生物，就会把它们放在大型容器里培养。那就像微生物的巨型液态农场。

摄入抗生素。生病时我们往往会服用液体或片剂的抗生素。病得很重时，我们会选择静脉滴注抗生素。如果是外伤，我们常会涂抹含有抗生素的膏药。

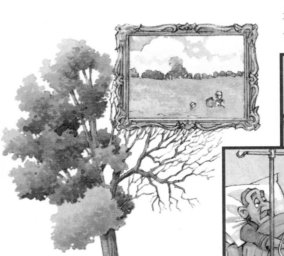

许多抗生素都有副作用，它们在帮助人们恢复健康的过程中，也会让人感到轻微不适，常见的副作用有反胃和皮疹。虽然大多数副作用影响不大，但一旦出现，还是请立即就诊。

制霉素用来抑制人体的真菌感染，但它也用来拯救那些因潮湿而生霉的名画，甚至是患上荷兰榆树病的树木。

大事年表

1877年　路易·巴斯德和朱尔斯·茹贝尔发现可以用一种细菌来抵抗另一种细菌。

1942年　青霉素开始大量商业化生产，在"二战"时期拯救了无数生命。

1943年　链霉素问世，其来源为土壤里的细菌。链霉素虽能治疗肺结核，但会产生强烈的副作用，还能杀死鱼缸里的藻类。

1952年　红霉素问世，其来源也是土壤里的某种细菌。

大肥牛。20世纪40年代，科学家偶然发现，给家畜喂食少量抗生素，能使它们长得又大又健壮。

1877

1942

1943

1952

1953

1972

重要提示！

列一张表，把你和家人以及宠物在过去几年里使用抗生素的时间都记录下来。想想，如果当初没有使用抗生素，会发生什么？

1953年　对多种细菌有效的四环素得到推广。古埃及的邻邦努比亚人最早曾无意中将其用在啤酒里。

1972年　第一种半合成抗生素阿莫西林问世。这是一种经科学家改良的抗生素，疗效突出，副作用更小。

太多，太快

随着我们越来越多地使用抗生素，细菌已经学会了如何抵御它们。虽然科学家一直在寻找新的抗生素，以增强现有抗生素的疗效，但是就目前来看，还是细菌在这场拉锯战中暂时领先。

一些新的病菌对很多抗生素都免疫，以前出现过的病菌也在不断进化，渐渐有了抗药性。为了对抗病菌，有时候我们需要同时服用多种抗生素。

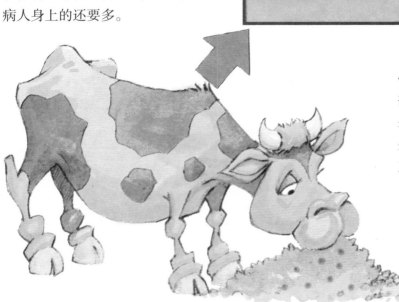

要怪就得怪这些肥牛。农场主给家畜喂食抗生素使它们长得更快，进而获取更多利润。现在，用在牛身上的抗生素比用在病人身上的还要多。

在世界上的许多地方，人们给**牛、鸡、猪**，甚至是鱼，喂食抗生素，包括像美国和亚洲这些地方（欧盟除外）。给动物不定时地低剂量喂食抗生素，会使得动物体内的细菌有机会产生抗药性。

有了**抗药性**的细菌在动物体内繁殖，并通过动物粪便传播到土壤和水域里。

你生病的时候，医生不开抗生素类的药物也自有道理。或许医生觉得你的身体可以自己战胜细菌，又或许是因为你感染的是病毒。抗生素对病毒是不起作用的。

细菌通过这些**牲畜的肉**进入人们的家里和冰箱。如果我们没有把这些肉做熟，或者这些肉接触了其他可直接食用的食物，里面活的细菌就会进入我们体内，使我们患上连抗生素都治不好的病。

不要依赖抗生素。细菌因此会产生抗药性，你下次服用抗生素就不会起作用了。

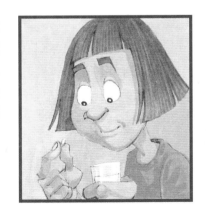

你愿意过没有抗生素的生活吗？

如果我们没办法阻止细菌产生抗药性，可能就得从头再来，不再使用抗生素了。一些科学家正在重新审视古老的疗法:借助蛆和蜂蜜对抗细菌！当然，为了防止二次感染，医院从一开始就非常注重这些东西的卫生问题。

与此同时，科学家依旧在寻找更有效的抗生素。将来到底是细菌技高一筹，还是我们会找到全新的解决方法，这谁又能知道呢？

现在，医生用特殊的医疗蛆虫来清理伤口。有时，它们被包在一层薄布中(如下图)，以防止其钻进伤口。

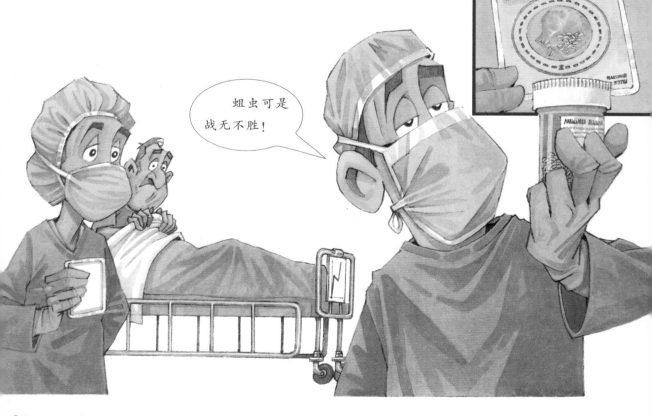

蛆虫可是战无不胜！

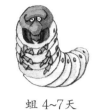

蛆 4~7天

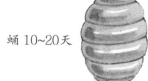

卵 8~24小时　　　蛹 10~20天

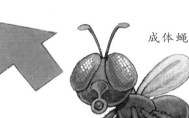

成体蝇

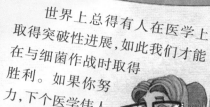

尝试一下！

世界上总得有人在医学上取得突破性进展，如此我们才能在与细菌作战时取得胜利。如果你努力，下个医学伟人可能就是你！有没有想过为医学研究奉献一生？

医疗用蛆是一种叫作丝光绿蝇的幼虫，它们产下卵，卵孵化成幼虫的蛆，进而结成蛹，最后成蝇后便破蛹而出。

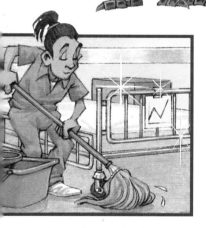

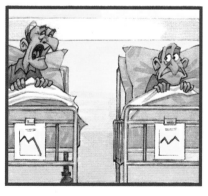

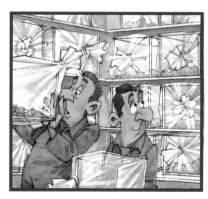

医院里，常用的**抑菌方法**尤是深度清洁，打造无菌环境。热蒸汽和消毒剂可以杀灭众病菌。

抗甲氧西林金黄色葡萄球菌是能让人患上重病的细菌，它对大多数抗生素都有耐药性。正是这种细菌使弗莱明发现了青霉素。

医疗级别的蛆虫是在无菌环境下培育的。普通苍蝇接触的是狗粪和死老鼠，但这种蛆却极为干净，直接来自蛆虫养殖场。

术语表

Absorbent　**吸湿剂**　能吸收液体。

Anaesthesic　**麻醉剂**　可以阻止病人感觉疼痛的物质。

Antibiotic　**抗生素**　杀灭致病细菌的药。

Antisepsis　**消毒**　杀灭引起感染的微生物的行为。

Aseptic　**无菌的**　不会引发感染的微生物的。

Bacteria　**细菌**　单细胞微生物。有些种类会致病；有些则无害，甚至有益。

Blood clot　**血栓**　血管内血液凝结成的块状物。

Cell　**细胞**　动植物身上的微小组织成分，种类各异，例如肌肉细胞和血液细胞。

Disinfectant　**消毒剂**　一种化学物质，用于杀灭任何有可能导致感染的微生物。

Genetic material　**遗传物质**　即复杂化学物质脱氧核糖核酸（DNA）和核糖核酸（RNA），携带生物体的遗传信息。DNA有点类似于制造生物体的配方。

Immune system　**免疫系统**　身体自身拥有的防卫机制，帮助身体抵抗感染。

Infection　**感染**　因微生物作用引起的疾病。

Intravenous drip　**静脉滴注**　一根管子与血管连接，缓慢地将药物直接输入血液。

Larva　**幼虫**　在成长过程中会经历不同阶段的生物体(例如昆虫)的第一阶段。幼虫是由卵孵化而来的。

Lymph　**淋巴液**　淋巴系统中冲洗身体的透明无色液体，它有助于将身体中的废物(例如死细胞)冲走。

Maternity ward　**产科病房**　医院里用于妇女分娩的病房。

Bacteria　**细菌**　非常微小的单细胞生物体

Microorganism（Microbe） **微生物** 极其微小,需用显微镜才能看见的生物体。

Nectar **花蜜** 花朵产生的甜汁,用以吸引昆虫。

Organism **生物体** 任何有机体,例如植物、动物或菌类。

Penicillin **青霉素** 从青霉菌中提取的抗生素。

Phagocyte **吞噬细胞** 白细胞的一种,能攻击并消灭恶意细胞(例如细菌)。

Poultice **膏药** 用于治疗伤口的湿垫,可以用织物、棉花甚至面包制成。

Protist **原生生物** 对各种各样简单生物体(常为单细胞)的泛称。

Pupa **蛹** 生物体发展过程中的一个阶段,在这个阶段中,生物体由幼虫变为成虫。

Pus **脓** 一种淡黄色的黏稠物质,有时会从伤口或疖子中渗出,主要由死亡的吞噬细胞组成。

Resistance **抵抗力** 抵挡某样东西的能力,例如药效。

Side effect **副作用** 药物的有害效果。

Sulfa drug **磺胺类药** 一种抗生素药。磺胺类药会产生严重的副作用,例如脑损伤。

Tuberculosis(TB) **肺结核** 毁坏肺的细菌性疾病。

Turpentine **松脂** 用松树树脂(黏汁)制成的液体。

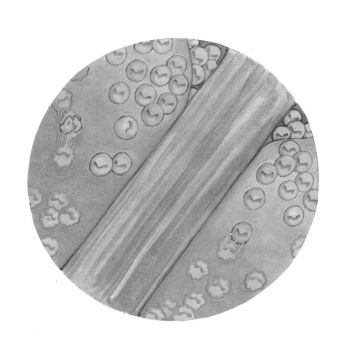

医药界的其他伟大突破

疫苗接种

对于疾病，最好的方式是避开而不是治疗。疫苗接种可以保护人们避开很多严重感染。你以打针或是吃药的方式接种疫苗，都是很安全的感染方式。你身体的免疫系统能想出办法来抵抗这种感染，因而你就加强了对某种疾病的免疫力或防御能力。往后你接触到这种疾病，免疫系统就能保护你。爱德华·詹纳在1796年发明了疫苗接种法。他从一个患牛痘妇女的疖子中取出脓汁，用其制造出天花疫苗。牛痘的症状与极轻度的天花病有点相似，但对人没有什么危险。

无痛手术

在麻醉药（阻止疼痛的药）出现以前，外科手术是极为可怕的。想象一下，不用止痛药就拔牙或是切手臂！有些人宁愿死也不想遭这份罪。1846年，美国牙科医生威廉·莫顿当众让一位病人吸入化学品乙醚气雾入睡，然后从他脖子上切下一个肿块（瘤子）。很快，所有人在手术时都希望使用乙醚了。

输血

失血过多会丢掉性命。几个世纪以来医生们都在尝试把血从一个人的身上输给另一个人，但接受输血的病人常常会感到不适，而后死亡。1901年，卡尔·兰德施泰纳，血有不同的种类，称为血型。如果医生给病人输入的血液是与其体内相符的血型，那一切都没问题。有了这种认知，输血便成为平常之事，比以前也安全多了。

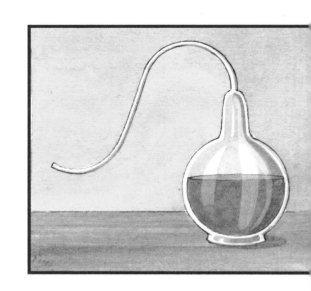

最致命的疾病

黑死病 (淋巴腺鼠疫) , 1346—1350年

黑死病是由一种细菌导致的疾病, 它夺走了2.5亿亚洲人和欧洲人的生命。黑死病患者的死亡率大约为50%。这种病现在可以用抗生素治疗。

天 花

天花是一种由病毒导致的疾病。数千年来, 天花夺去了千百万人的生命。在全世界一起努力, 给所有受天花病毒威胁的人接种疫苗后, 现在这种病已经根绝。

流 感

流感是一种由病毒导致的疾病。它夺去了千百万人的生命, 甚至现在也有人因流感死亡。从1918年到1920年, 一种名为西班牙流感的新型流感使世界上多达一亿的人失去了性命。流感病毒变异很快, 因此没有任何一种药可以杀灭所有的流感病毒。

霍 乱

细菌性疾病霍乱通过被污染的饮用水传播。这种病常常暴发于缺乏厕所或清洗设施的地区。霍乱可以用抗生素治疗, 也能通过疫苗接种加以预防。

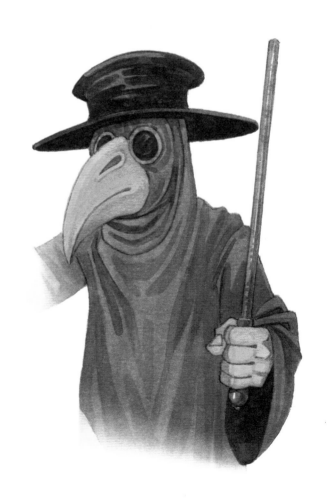

你知道吗？

● 细菌对人体极为重要。生存于内脏中的细菌可以帮助人们消化食物，还能增强人体的免疫能力。

● 细菌是很小的生物体，需要供养和繁殖。

● 无害细菌的数量远远超过有害细菌。在人体中，细菌细胞的数量是身体细胞的1□倍！

● 有时人们吃了抗生素后会感觉胃部不适，这既是因为有害细菌让你身体不舒服，也是因为抗生素会消灭内脏中的"好"细菌。

● 抗生素不能治疗病毒性疾病。各种感冒以及流感是病毒所致，如果你患了这种疾病，吃抗生素则无济于事。

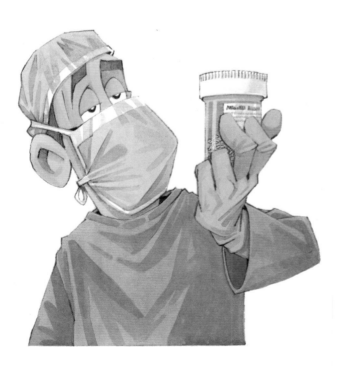

致　谢

"身边的科学真好玩"系列丛书,在制作阶段幸得众多小朋友和家长的集思广益,获得了受广大读者欢迎的名字。在此,特别感谢田辛煜、李一沁、樊沛辰、王一童、陈伯睿、陈筱菲、张睿妍、张启轩、陶春晓、梁煜、刘香橙、范昱、张怡添、谢欣珊、王子腾、蒋子涵、李青蔚、曹鹤瑶、柴竹玥等小朋友。

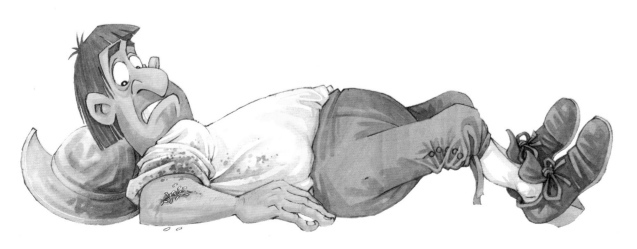

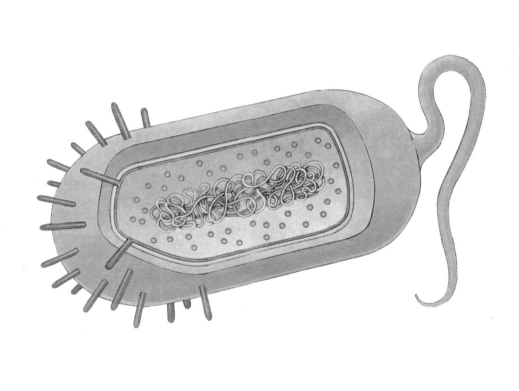